APERÇU CRITIQUE

SUR

QUELQUES PROCÉDÉS RÉCEMMENT IMAGINÉS

POUR OBTENIR

L'oblitération des artères en cas d'anévrisme, sans avoir recours
à la ligature.

LA ligature permanente d'une artère dans sa conti-·
nuité, pour en obtenir l'oblitération en cas d'anévrisme, détermine si souvent des hémorrhagies consécutives, que les chirurgiens les plus distingués se sont déjà
appliqués à trouver d'autres moyens d'interrompre le
cours du sang dans une artère anévrismatique. C'est
ainsi que *Vasalva* conseilla l'application de la glace sur
la tumeur; que *Scarpa* préconisa une espèce de ligature
qui n'est réellement qu'une compression momentanée.
Jones, par ses belles expériences, avait fait espérer
qu'une ligature temporaire suffirait pour oblitérer l'artère sans la diviser dans sa continuité, ce qui éviterait
les hémorrhagies; mais ces expériences ont été répétées
sur les animaux avec si peu de succès par M. *Hodgson*,
et par M. *Dalrymple* de Norwich, et, quand elles ont été
appliquées sur l'homme par MM. *Hutchinson, Travers* et
Cooper, elles ont si rarement réussi, que les ligatures
temporaires sont presque complètement abandonnées
aujourd'hui, et que la ligature permanente est générale-

ment plus usitée. Quelques chirurgiens célèbres préfèrent cependant lier l'artère d'après le procédé de *Celse*, renouvelé il y a un demi-siècle par *Tenon*, chirurgien français (1), et mis en pratique dans ces derniers temps par MM. *Maunoir* de Genève et *Abernethy*. Nous ne décrirons pas tous ces procédés, si savamment exposés dans des ouvrages *ex-professo*, et qui, par conséquent, sont bien connus. Notre but, dans ce mémoire, est de faire connaître trois procédés récemment proposés pour remplacer la ligature en cas d'anévrisme; nous voulons particulièrement parler de *la torsion des artères, du refoulement de leurs membranes interne et moyenne dans le tube artériel, et de l'acupuncture des vaisseaux.*

DE LA TORSION.

Lorsqu'en 1829, M. *Amussat* proposa la torsion des artères comme un moyen sûr d'arrêter les hémorrhagies après les amputations, il pensa qu'elle pourrait être appliquée avec avantage dans le cas d'anévrisme, et un de ses élèves fit connaître cette opinion dans sa thèse soutenue en avril 1830 (2).

« Si, dit l'auteur de cette thèse, le chirurgien voulait « appliquer le même procédé (la torsion) à l'oblitération « des artères dans la continuité des membres, afin de « guérir, par exemple, un anévrisme, ou de remédier à « quelque hémorrhagie cachée ou consécutive, il faudrait « agir encore selon des règles analogues . . . . »

Après avoir indiqué la manière dont on découvre l'artère, et comment on la reconnaît, il ajoute :

« Il faut alors la saisir d'un côté à l'autre avec les

(1) *Voyez* la Chirur. clin. de PELLETAN, t. 1, p. 192.

(2) Essai sur les moyens que la chirurgie oppose aux hémorrhagies artérielles thraumatiques primitives, par M. VILARDEBO. Paris, 19 avril 1830.

« mords d'une des pinces que l'on fixe, puis la relever
« un peu, pendant qu'avec une des branches de l'autre
« pince on refoule en haut et en bas les tissus environ-
« nans. Un espace libre étant ainsi pratiqué, le chirur-
« gien pourra, à son choix, opérer la ligature ou la
« torsion. Dans ce second cas, la seconde pince sera
« placée à quelque distance de la première, puis fixée ;
« l'artère pourra ensuite être coupée entre les deux ins-
« trumens, et ses deux bouts seront tordus sans obsta-
« cle.

« Il n'est pas de mon sujet de comparer ce procédé
« d'oblitération des vaisseaux dans la continuité des
« membres, avec la ligature permanente ordinaire, d'ail-
« leurs si simple et si facile à appliquer ; je ne veux pas
« même la mettre en parallèle avec l'aplatissement tant
« vanté par *Scarpes*, et mis avec succès en usage en
« France. Il me suffit d'établir, que si l'on revenait aux
« idées soutenues avec talent par M. *Maunoir*, et que
« l'on crût utile de diviser les artères entre deux ligatu-
« res dans la continuité des membres, la manière indi-
« quée par M. *Amussat* pour atteindre à ce but, pour-
« rait offrir quelques avantages, ou du moins n'être pas
« inférieure à celles qui ont été indiquées jusqu'ici. »

A peine les expériences de M. *Amussat* furent-elles
connues en Allemagne, qu'elles furent répétées avec
beaucoup de succès par M. *Liber*, médecin du nouvel
hôpital de Berlin, qui, en février 1830, publia, dans
les *Annales littéraires de la médecine*, par *Hecker*, un
mémoire ayant pour titre : *Procédé de M. Amussat pour
arrêter les hémorrhagies artérielles, appliqué à l'opération
des anévrismes.*

Après avoir exposé comment on doit isoler l'artère,
la saisir avec des pinces, la diviser entre elles, et en tordre les deux bouts, M. *Liber* s'exprima ainsi :

« On doit nécessairement se faire les questions sui-

« vantes : sous quels rapports la méthode qui vient d'ê-
« tre décrite est-elle plus avantageuse que la ligature
« employée jusqu'à nos jours? est-elle applicable dans
« tous les cas?

« L'opération dont nous nous occupons serait à peine
« plus facile que l'ancienne : il faut en effet également dé-
« couvrir, isoler l'artère, etc. ; mais un de ses grands
« avantages, c'est qu'elle permet une réunion prompte
« de la plaie qui résulte de l'opération, ce qui est cer-
« tainement très-avantageux, quand il s'agit des ané-
« vrismes de la carotide; car, dans ce cas, il se forme
« facilement des fusées, des clapiers purulens, qui pé-
« nètrent jusque dans la cavité thoracique. Quand on a
« employé la torsion, il est impossible que la circula-
« tion se rétablisse dans l'artère opérée, comme cela
« peut arriver après quelques ligatures, particulière-
« ment celles qui ne sont que temporaires, ce que j'ai
« pu moi-même observer.

« Mais le plus grand avantage de ce procédé, c'est
« qu'il prévient les hémorrhagies secondaires, accident
« qui, certainement, a été cause que des opérations
« d'anévrisme se sont terminées d'une manière funeste.
« On m'objectera sans doute que, dans les cas où l'hé-
« morrhagie secondaire est survenue, c'est que l'artère
« malade, dans un point même éloigné de l'anévrisme,
« et où a été appliquée la ligature, s'est déchirée dans
« cet endroit. Mais ce fait n'est pas encore suffisamment
« prouvé. Si on sert trop fort le fil de la ligature, la
« suppuration qui se forme plus tard, ou plutôt la sup-
« puration ichoreuse qui résulte de la présence d'un
« corps étranger dans la plaie, peut très-bien être cause
« de cet accident, si souvent mortel. Le fait observé à
« l'hôpital royal d'Édimbourg, et rapporté dans le *Cli-*
« *nical lecture*, viendrait à l'appui de cette opinion.

« Un homme de cinquante ans eut le bras arraché à

« la partie moyenne, avec une distension considérable
« des parties molles, par la roue d'un moulin à papier.
« On tenta la désarticulation. Le troisième jour, une
« forte hémorrhagie de l'artère brachiale eut lieu à la
« chute de la ligature, et on fut obligé de lier ce vais-
« seau de nouveau. Dans ce cas, l'artère était probable-
« ment saine (1). Mais, en supposant même que cet ac-
« cident ne soit toujours que l'effet d'une affection ma-
« ladive de l'artère, je crois pourtant qu'on l'éviterait
« par la nouvelle méthode ; car, si l'artère peut encore
« supporter la ligature, pourquoi ne supporterait-elle
« pas aussi la torsion, qui agit moins désavantageuse-
« ment ? Toutes les circonstances qui peuvent favoriser
« une hémorrhagie secondaire n'existent plus après la
« torsion, et un caillot qui bouche le vaisseau se forme
« promptement. Jamais aussi on n'a observé d'hémor-
« rhagie sur les animaux, quand la torsion a été prati-
« quée comme nous l'avons indiqué ; mais, en suppo-
« sant même que l'hémorrhagie serait due, 1° à une
« décomposition telle du sang, que celui-ci ne pour-
« rait plus former de caillot ; 2° que la ligature aurait
« coupé l'artère ; 3° que celle-ci serait restée ouverte,
« tous ces accidens ne peuvent avoir lieu d'après la
« nouvelle méthode ; car les tours de torsion restent
« fortement serrés, de manière que la partie la plus
« fluide de sang ne peut pas même s'échapper.
    « Ce procédé pourrait aussi s'opposer à l'hémorrha-
« gie des vaisseaux collatéraux ; car la plaie, dans ce

---

(1) Les accidens semblables à celui que rapporte ici M. Liber ne
sont pas rares ; dans un espace de temps assez court, nous avons vu
mourir d'hémorrhagies secondaires, ou du moins à la suite de cet accident, trois malades : un à la Charité, à la suite de la ligature de
l'axillaire ; chez les deux autres l'artère crurale avait été liée pour un
anévrisme de la poplitée à l'Hôtel-Dieu, par M. Dupuytren, et à la
Pitié, par M. Velpeau.

« cas, se réunirait trop promptement pour que ces
« vaisseaux pussent assez se dilater pour produire une
« hémorrhagie.

« On ne doit attacher aucune conséquence à l'objec-
« tion que l'on a faite jusqu'ici à ce procédé, savoir, que
« comme il n'a encore été appliqué que sur les animaux,
« si on n'a pas observé d'hémorrhagie secondaire, il
« pourrait bien en être autrement sur l'homme. Il est
« vrai, sans doute, que les chiens, qu'on a le plus sou-
« vent employés pour ce genre d'expérience, ont le
« sang plus plastique que l'homme, ce qui favorise la
« formation plus prompte d'un caillot, et par suite l'obli-
« tération des vaisseaux tordus. Mais ce n'est pas seule-
« ment sur des chiens, c'est aussi sur des chevaux
« qu'ont été faits ces essais. M. *Amussat* a dit qu'il avait
« arrêté l'hémorrhagie de l'aorte abdominale et thora-
« chique sur les chiens (quoiqu'on ne puisse accuser M.
« *Amussat* d'avoir manqué à la vérité, je ne peux me
« défendre de quelque doute à ce sujet). Cependant,
« quoi qu'il en soit, la carotide n'est pas un petit vais-
« seau, et la force d'impulsion du cœur d'un cheval est
« considérable (souvent le sang de la carotide coupée
« jaillit jusqu'à la hauteur de sept pieds) ; le sang de ces
« animaux n'est pas très-plastique, et cependant l'opé-
« ration nous a toujours réussi, précisément du côté
« qui avoisine le cœur. On peut donc croire que par la
« torsion il est possible d'arrêter l'hémorrhagie des
« plus grosses artères chez l'homme. Mais tout doute
« à cet égard a été levé par M. *Amussat*, puisque déjà,
« dans plusieurs opérations sur l'homme, il a tordu tous
« les vaisseaux, sans en lier aucun, et qu'il n'a pas eu
« lieu de s'en repentir.

« Si, d'après ce qui vient d'être dit, il reste prouvé
« que non-seulement on peut, sur l'homme, couper et
« tordre les gros vaisseaux, et qu'on peut aussi par là

« éviter les hémorrhagies secondaires , il faut cepen-
« dant encore discuter si ce procédé est bien applica-
« ble dans le traitement des anévrismes , surtout dans le
« cas où on est obligé d'appliquer la ligature du côté
« de l'anévrisme qui est le plus éloigné du cœur. »

Après avoir parlé succinctement de la méthode de
Brador, *Liber* ajoute :

« Je crois pouvoir répondre affirmativement, parce
« que je pense que le sang ne coule pas aussi vite dans
« un anévrisme que dans une artère saine, de même
« qu'un torrent coule d'autant plus lentement que son
« lit est plus large. On en trouve une preuve dans la
« guérison spontanée des anévrismes, ce qu'on peut
« observer à l'autopsie, quand on a opéré d'après le
« procédé d'*Antellus*. La guérison spontanée ne se fait ,
« comme on le sait, que par la coagulation du sang dans
« le sac, et à l'autopsie on trouve toujours un caillot
« dans ce dernier. Mais, est-il possible qu'il puisse se for-
« mer un caillot dans une artère saine, quand le sang y
« coule rapidement ? Non, certainement ; ainsi, si la
« torsion peut arrêter l'hémorrhagie des artères saines ,
« nul doute qu'on parviendra également à arrêter le
« sang en tordant l'artère du côté de l'anévrisme le
« plus éloigné du cœur : il faut alors naturellement opé-
« rer à quelques pouces de la tumeur anévrismale, pour
« faire un nombre de torsions suffisant.

« Je donnerai la préférence à la ligature , quand le
« tronc innominé ou l'iliaque doivent être soumis à l'o-
« pération. Ce n'est pas que je craigne, particulièrement
« pour le premier cas , qu'il survienne une inflamma-
« tion qui se porte au cœur, parce que, dans cette opé-
« ration, on est obligé d'agir bien près de cet organe ;
« mais parce qu'alors la torsion doit être d'une exécu-
« tion très-difficile. Pour moi, si j'en trouve l'occasion,
« j'opérerai l'anévrisme par le procédé que je viens d'in-
« diquer. »

Il serait, je pense, difficile de dire rien de plus concluant et de mieux raisonné sur les avantages de la torsion dans le cas d'anévrisme, que ce qu'a avancé M. *Liber*; et l'opinion de ce médecin recommandable a d'autant plus de poids, qu'il n'a écrit que d'après sa propre expérience, et dégagé de toute espèce de prévention. Aussi avons-nous pensé qu'il valait mieux laisser ce médecin étranger faire ressortir lui-même tous les avantages d'une opération sur l'efficacité de laquelle les doutes commencent enfin à se dissiper en France. Cependant la torsion, substituée au procédé de *Maunoir*, a, sur ce dernier, un autre avantage que M. *Liber* n'a pas indiqué, et qu'il nous semble nécessaire de faire connaître. Quand l'artère, après avoir été liée sur deux points, et coupée entre les deux ligatures, se rétracte et s'enfonce dans sa gaîne, si les nœuds des ligatures sont trop gros, ou si le fil qui les forme se trouve serré et retenu dans un des angles de la plaie, les deux bouts liés peuvent en quelque sorte être retenus dans leur rétraction; et, comme l'artère tend toujours à rentrer dans son enveloppe celluleuse, il en résulte un tiraillement sur le point qui est affaibli par la ligature; celle-ci venant à tomber plus promptement, ou l'artère à s'ulcérer, il peut survenir une hémorrhagie secondaire si le caillot n'est pas bien formé, accident qui n'arrive malheureusement que trop souvent. Dans tous les cas, au contraire, où l'on tord les deux bouts d'une artère divisée dans sa continuité, l'extrémité tordue ne fait pas corps étranger comme la ligature, et est nécessairement entraînée dans la gaîne celluleuse par la rétraction du vaisseau, et contracte immédiatement des adhérences avec le tissu cellulaire. Maintenant, en supposant même que le bout tordu tomberait en suppuration, et viendrait se détacher, ce qui n'est encore prouvé par aucun fait, l'hémorrhagie serait beaucoup moins à craindre qu'après la ligature, puisque les membranes refoulées par l'effet de la torsion, forment au bout de l'artère un bouchon solide qui s'opposerait à la sortie du sang, quand bien même il n'y aurait pas de caillot.

DU REFOULEMENT DES MEMBRANES INTERNE ET MOYENNE D'UNE ARTÈRE DANS SA CONTINUITÉ, POUR EN OBTENIR L'OBLITÉRATION EN CAS D'ANÉVRISME.

Quoique les résultats qu'il avait obtenus par la torsion, sur les animaux et sur l'homme, lui donnassent la certitude que ce moyen substitué à la ligature pour la guérison des anévrismes, ne pourrait pas manquer de réussir, M. *Amussat* pense qu'un procédé qui déterminerait l'oblitération d'une artère sans que celle-ci fût divisée dans sa continuité, et sans l'interposition d'aucun corps étranger, devrait encore être préféré à la torsion.

Long-temps il réfléchit au moyen d'atteindre son but, lorsqu'il y arriva par hasard.

M. *Vilardebo*, dont nous avons déjà cité la thèse, désirant étudier les anévrismes, pria M. *Amussat* de lui en produire artificiellement sur des artères d'animaux vivans M. *Amussat* crut qu'il y parviendrait, en rompant les membranes interne et moyenne, à l'aide de pinces à branches arrondies. Il répéta plusieurs fois cette expérience, sans pouvoir produire d'anévrismes. Ces tentatives ne furent cependant pas complètement perdues : elles servirent à constater l'inexactitude d'un fait avancé par plusieurs pathologistes ; c'est que l'inflammation produite par la rupture des membranes internes ne peut déterminer constamment l'adhésion des parois artérielles, et, par suite, l'oblitération du vaisseau ; les pinces de M. *Amussat* agissaient en effet, dans ses expériences, comme la ligature de *Jones*, en rompant complètement les deux membranes internes, et néanmoins, quoiqu'il eût pratiqué plusieurs ruptures sur la même artère, il ne l'a jamais vue s'oblitérer; dans quelques cas, et seulement, sur de petites artères où les ruptures avaient été si rapprochées que les membranes étaient comme hachées, on a pu remarquer un petit caillot.

Poursuivant ses recherches sur la manière de déterminer artificiellement des anévrismes, après avoir rompu les membranes interne et moyenne, il passa l'artère non divisée à la filière entre deux pinces, comme il le fait pour les grosses artères dans les amputations; de cette manière les membranes étaient refoulées et du côté du cœur et du côté des radicules, de sorte que la celluleuse restant seule sans être soutenue, il était très-probable, d'après la théorie admise sur la formation des anévrismes vrais primitifs, qu'il s'en formerait un dans le point opéré.

Il laissa vivre les animaux quelques jours, et, à l'autopsie, il fut fort étonné de trouver, au lieu d'un anévrisme, un caillot fusiforme bien solide, qui semblait formé de deux caillots se touchant par leur base, et plus ou moins adhérens aux parois de l'artère, selon leur degré d'ancienneté.

Ce résultat inattendu, et qu'il obtint, fit espérer à M. *Amussat* que le refoulement serait un moyen sûr pour oblitérer l'artère en cas d'anévrisme; mais il sentit en même temps que ce refoulement, pour être efficace et ne pas trop fatiguer le vaisseau, devait être pratiqué avec soin; il s'appliqua donc à le perfectionner, et il est parvenu à établir des règles fixes qui permettent de l'exécuter avec toute sécurité. Ce procédé n'ayant encore été publié nulle part, nous le décrirons avec soin.

Pour pratiquer le refoulement, il faut être muni de deux pinces *à branches arrondies et extrêmement lisses.* L'artère étant découverte, et séparée de sa gaîne dans

un espace de quelques lignes , on passe au-dessous la
branche d'une des pinces , à l'aide de laquelle on soulève
le vaisseau , qui , par son élasticité , se prête facilement à ce mouvement (1) ; on passe alors une des
branches de l'autre pince également au-dessous, de
l'artère , et le plus près possible de celle de la première
pince. Les pinces doivent être placées de manière
qu'elles soient opposées par leurs extrémités; on presse
alors fortement entre les branches des pinces l'artère ,
dont les membranes interne et moyenne se trouvent
ainsi rompues en deux points , qui laissent entr'eux une
espèce d'anneau formé par les membranes restées in-
tactes. Cela fait , si on veut refouler du côté des radicules , on tient fixement la pince qui est la plus voisine du
cœur , et avec l'autre on refoule les membranes rompues , en lui imprimant des mouvemens obliques , et
prenant un point fixe sur l'autre pince. Quand on veut
pratiquer le refoulement dans une grande étendue , on
rapproche de quelques lignes la pince fixée d'abord du
côté du cœur de celle qui refoule.

Il est de la plus haute importance , comme nous l'a-
vons dit plus haut , que les branches des pinces , surtout de celle qui opère le refoulement , soient extrêmement lisses , arrondies et polies; car la plus légère saillie pourrait entamer la tunique externe de l'artère , et,
par suite , donner lieu à une hémorrhagie. Quand on a
pratiqué le refoulement de la manière que nous venons
d'indiquer , l'artère abandonnée à elle-même rentre dans
sa gaîne où on la voit battre.

Si on ouvre une artère immédiatement après le refoulement des membranes interne et moyenne , on voit
que ces membranes repliées sur elles-mêmes forment

---

(1) M. Amussat fait construire des pinces qui lui permettront d'agir
au fond de la plaie sans déranger l'artère.

un tuyau dans le tube artériel; et au point où a commencé le refoulement, on remarque un anneau étroit, qui marque l'espace qui se trouvait entre les branches des deux pinces.

Il serait difficile de dire à quelle époque la circulation cesse dans une artère ainsi opérée. Cependant, M. *Amussat* pense que ce doit être après deux jours; quand on examine le vaisseau trois ou quatre jours après l'opération, on le trouve solidement adhérent aux parties voisines au moyen d'une lymphe coagulable; dans le point qui correspond au refoulement, il se trouve rempli d'un caillot renflé à sa partie moyenne. Ce caillot, qui est fusiforme, semble résulter de la réunion par leur base de deux caillots côniques. Quand on ouvre l'artère, on voit que le caillot est fortement adhérent aux parois du vaisseau, de manière que la circulation se trouve totalement interrompue. Au centre de ce caillot on retrouve les membranes refoulées qui présentent un cône dont la base regarde le plus souvent du côté du cœur. Le caillot se prolonge jusqu'à la collatérale la plus voisine, et quelquefois au-delà. Nous l'avons vu souvent dans les carotides se prolonger jusque dans la poitrine.

Nous avons décrit le refoulement comme devant se pratiquer du côté des radicules; car, quand on refoule les membranes du côté du cœur, il arrive presque toujours que, par la force d'impulsion de cet organe, le sang repousse les membranes refoulées, et alors il y a bien presque toujours un caillot, mais il est moins solide et moins prompt à se former.

Lorsque je vis faire le refoulement pour la première fois, trois objections se présentèrent à mon esprit : d'abord, me suis-je dit, comment peut-il se faire que la celluleuse puisse résister à l'effort assez considérable de traction qu'on a opéré sur elle pour faire le refoulement, sans se rompre ou sans s'érailler? Com-

ment peut-il se faire que cette membrane, pressée entre
les mords d'une pince, ne devienne pas le siége d'une inflammation violente, et par suite ne donne pas lieu à une
suppuration nuisible? Enfin, il m'était difficile de con-
cevoir que la celluleuse étant séparée des autres membranes dans une assez grande étendue, il n'en résultait
pas un anévrisme.

Mais l'expérience vint bientôt m'éclairer. Je m'assu-
rai, en cherchant à rompre une artère après avoir brisé
ses tuniques interne et moyenne, que la celluleuse pouvait soutenir un effort de traction si considérable, que
j'avais toutes les peines du monde à la déchirer en ti-
rant de toutes mes forces, sur une artère crurale, par
exemple. Dans un grand nombre de vivisections que
nous avons faites, M. *Amussat* et moi, je n'ai jamais
vu survenir d'hémorrhagie, et après la mort des animaux sacrifiés plus ou moins long-temps après l'opération, je n'ai jamais aperçu la plus légère trace de suppuration, et les parties qui environnent l'artère se
sont toujours trouvées très-saines. Pour les anévrismes,
je n'en ai jamais rencontré non plus. Ce dernier fait dé-
truit complètement la théorie des anévrismes vrais primitifs, puisque jamais M. *Amussat*, après le refoulement,
n'a observé cet accident sur les artères où les impulsions
du cœur se font le plus fortement sentir, telles sont les
carotides des chiens et des chevaux.

Les animaux sur lesquels M. *Amussat* a pratiqué ses
expériences, n'ont point été conservés assez long-temps
pour qu'on puisse expliquer comment, plus tard, ce
caillot est absorbé et l'artère oblitérée; mais la formation, toujours constante de ce caillot, sa solidité, ses
adhérences aux parois artérielles peu de jours après sa
formation, tout porte à croire que l'oblitération de
l'artère se fait dans ce dernier cas comme après la ligature ou la torsion; mais avec cette différence qu'on n'a

jamais à craindre ni les hémorrhagies, puisque l'artère
n'est jamais divisée, ni la suppuration souvent produite
par le corps étranger qui forme la ligature, ce qui permettrait de réunir la plaie immédiatement, point si es-
sentiel en chirurgie. Il est un autre avantage que présente le refoulement : c'est que la circulation n'étant
point interrompue tout-à-coup, les collatérales ont le
temps de se dilater, ce qui la facilite plus tard entre les
parties situées au-dessus et au-dessous du point où on a
opéré. Pour les membranes refoulées, il est probable
qu'elles sont absorbées avec le caillot : de nouvelles expériences de M. *Amussat*, et qu'il publiera sans doute,
jetteront un nouveau jour sur tous ces points. Nous
nous sommes borné à exposer les résultats presqu'im-
médiats du refoulement, résultats qui semblent en pro-
mettre de plus grands encore.

DE LA PIQURE OU DE L'ACUPUNCTURE DES ARTÈRES DANS LE TRAITEMENT DES ANÉVRISMES (1).

Si, comme semble l'indiquer le mémoire de M. *Velpeau*, on pouvait espérer l'oblitération d'une artère anévrismatique par la piqûre ou l'acupuncture de ce vaisseau, sans avoir recours à aucune autre opération,
certes, il faut l'avouer, ce chirurgien aurait résolu un
beau problème, puisqu'il ferait disparaître tous les inconvéniens de la ligature, et qu'il ferait d'une des opérations les plus graves de la chirurgie, une opération
simple, et dont les suites ne seraient jamais funestes,
quand même elle ne réussirait pas.

Ceux qui se sont bornés à lire le titre du mémoire, et
qui n'ont point suivi l'auteur dans le développement
théorique de son procédé, ont pu croire que la piqûre

---

(1) Mémoire lu à l'Académie des sciences le 27 décembre 1830, par
M. VELPEAU, et inséré dans le 1er numéro de 1831 de la Gazette médicale.

(15)

seule d'une artère pouvait en obtenir l'oblitération , soit
par l'inflammation qu'elle détermine , ou par un épanchement de lymphe plastique , comme cela arrive après
les ligatures temporaires ; mais ce n'est point du tout
sur ce principe qu'est fondé le procédé de M. *Velpeau* ; il
pense que l'oblitération de l'artère est due à une concrétion fibrineuse déterminée par la présence de l'épingle , qui agit comme corps étranger pendant les quatre
jours qu'elle doit rester dans le vaisseau. Il appuie son
opinion du raisonnement suivant :

« Ainsi qu'une plaque , une lamelle osseuse ou cal-
« caire, isolée par l'un de ses bords, adhérente par l'au-
« tre , se renverse , et fasse saillie dans l'artère où elle
« s'est développée , et *tout porte à croire* qu'elle pourra
« devenir le centre , la racine ou la cause d'une concré-
« tion fibrineuse, capable d'amortir , en plus ou moins
« grande partie , l'impulsion du sang , et de déterminer
« à la fin l'oblitération du vaisseau. Ce que je dis d'une
« plaque osseuse est évidemment applicable à toutes les
« espèces de saillies , d'aspérités ou d'inégalités qu'on
« rencontre parfois à l'intérieur des artères, à celles qui
« sont le résultat de quelques déchirures , par exemple,
« d'un dépôt de fibrine ou de lymphe plastique, d'une
« végétation quelconque; en un mot, à tout ce qui,
« d'une manière ou d'une autre, diminue la régularité
« normale du conduit que le sang est obligé de par-
« courir, et voici, à mon avis, par quel mécanisme :

« Dès qu'une proéminence semblable existe, sa face
« inférieure permet à quelques molécules de sang de se
« déposer au-dessous, parce que, dans ce point, elles
« sont presque entièrement soustraites à l'action du
« cœur. C'en est assez pour qu'il puisse en résulter une
« concrétion, un noyau qui contracte promptement des
« adhérences et avec les parois de l'artère et avec la
« saillie morbide qui en a permis la naissance. De nou-

« velles molécules s'ajoutent insensiblement aux pre-
« mières, le volume de la végétation augmente, l'effort
« des fluides en est amoindri d'autant; et de proche en
« proche, il se forme une masse fibrineuse qui peut finir
« par remplir le calibre du tube artériel, et l'oblité-
« rer. Les faits à l'appui de cette hypothèse se présen-
« tent en foule, et je vais en rappeler quelques-uns qui
« me semblent mériter toute l'attention des pathologis-
« tes instruits.

« Pour remédier à une ophtalmie violente, M. *Wat-*
« *son* imagina de comprimer, pendant quelque temps,
« la carotide avec force, au moyen du pouce; or, puis-
« que les battemens artériels, qui ne tardèrent pas à
« disparaître de ce côté, ne se sont point rétablis ensuite,
« n'est-il pas évident que *l'écrasement du vaisseau avait*
« *produit la rupture de ses tuniques interne et moyenne,*
« *et que c'est là ce qui a causé l'oblitération?*

« M. *Turner* d'Édimbourg parle d'un homme âgé
« de quarante ans, chez lequel les artères brachiale et
« poplitée cessèrent presque tout-à-coup de livrer pas-
« sage au sang. A l'autopsie du cadavre, on trouva ces
« deux vaisseaux complètement fermés vers les points
« où le malade avait ressenti une espèce de craquement
« et de déchirure au début de l'affection. »

M. *Velpeau* cite quelques observations analogues,
rapportées par le même M. *Turner*, et ajoute :

« L'explication qu'a donnée M. *Turner* n'est peut-être
« pas la véritable. L'examen attentif des observations
« rapportées par lui autorise à penser que l'inflamma-
« tion à laquelle il attribue l'origine du phénomène en
« question, n'a pas autant contribué à le produire que
« l'un des obstacles mécaniques mentionnés plus haut,
« et je ne crois rien avancer d'invraisemblable, en di--
« sant que chez presque tous ses malades l'oblitération
« qu'il a observée s'est effectuée, en très-grande partie

« du moins, sous l'influence des causes et par le mé-
« canisme que j'indiquais tout à l'heure. »

Nous l'avouerons franchement, les explications pré-
sentées par M. *Velpeau*, sur la formation possible d'un
dépôt de fibrine dans les artères où il se trouve quelque
légère saillie, ne doivent être considérées que comme de
véritables hypothèses, car, quoiqu'en dise M. *Velpeau*,
nous pensons que le cours de sang doit le plus souvent
s'opposer à la formation de ces concrétions fibrineuses;
d'ailleurs, si l'hypothèse de M. *Velpeau* était admise, on
devrait très-fréquemment trouver des artères oblitérées
chez les vieillards, dont ces vaisseaux, contenant souvent
des plaques de phosphate de chaux, forment dans le
tube artériel un relief très-prononcé; et si quelquefois,
comme M. *Velpeau* en a cité deux exemples, on a trouvé
après la mort des concrétions sanguines attachées dans
l'aorte à des saillies osseuses, je ne sais pas jusqu'à quel
point on peut s'assurer qu'elles existaient pendant la vie;
aussi ne nous paraît-il pas fondé à dire:

« Or, si le plus mince relief suffit pour faire naître au
« milieu de l'aorte des concrétions qui finissent par s'y
« fixer, n'est-il pas exactement probable qu'une artère
« de moindre valeur, traversée par une ou plusieurs
« épingles, serait bientôt fermée d'après les mêmes lois ?
« le vaisseau peut alors être comparé à un ruisseau dont le
« cours vient d'être coupé par un treillage ou une simple
« palissade, et qui d'ailleurs est garni de nombreux dé-
« bouchés latéraux. Outre qu'elle brise l'impulsion du
« sang, chaque tige qui lui est offerte par l'artère, de-
« vient un centre de dépôt autour duquel s'agglomèrent
« les élémens de la fibrine, et qui ne tarde pas à forcer
« les fluides naturels de suivre une autre route, de pé-
« nétrer par la voie latérale, pour se répandre dans la
« partie inférieure du membre. Je sais que ce raisonne-
« ment est attaquable par plus d'un côté; aussi le donné-

3

« je pour ce qu'il vaut, et sans y attacher trop d'impor-
« tance. »

Cet avis de M. *Velpeau* nous dispense de le combattre;
nous lui ferons cependant observer que, dans les sciences comme celle de la chirurgie, il faut autant que possible éviter les explications que l'on croit inutiles.

Pour l'observation de M. *Watson* et celles de M. *Turner*, je ne vois pas pourquoi l'auteur du mémoire les cite à
l'appui de son opinion; dans la première, l'oblitération de
la carotide, si elle a eu lieu, ne peut être due évidemment
qu'à la compression de ses parois, et non pas, comme le
prétend M. *Velpeau*, à la rupture des membranes interne
et moyenne; car il est facile de s'assurer sur les artères des
animaux vivans comme sur celles de l'homme mort, que
la rupture de ces membranes ne peut jamais s'effectuer
avec le pouce; mais en adoptant même cette hypothèse,
l'oblitération de l'artère n'aurait point eu lieu, comme il le
suppose, puisque les membranes rompues ne font point
saillie, ou, si elles en font une, elle est si légère qu'elle ne
peut ralentir le cours du sang, et par suite donner lieu à
la formation d'un caillot. Nous nous sommes en effet souvent convaincu qu'un grand nombre de ruptures pratiquées dans un espace assez peu considérable, n'avaient,
au bout de huit jours, déterminé aucun dépôt de fibrine.

Chez les malades dont *Turner* cite les observations,
il me semble qu'il est au moins aussi rationnel de suppo-
ser que l'adhésion des parois artérielles a eu lieu par suite
de l'inflammation occasionée par la rupture des membranes.

Mais en voilà assez sur la théorie qui sert de base
au procédé de M. *Velpeau*; passons aux faits, car les
faits viennent confirmer les théories quand elles sont
bonnes, et plus souvent encore ils détruisent celles qui
paraissent les mieux établies. Nous citerons d'abord les
expériences rapportées par M. *Velpeau*, et nous ferons

connaître ensuite les résultats que nous avons obtenus
en les répétant.

« Au mois de juin de l'année 1829, je fis quelques
« tentatives dans ce but (d'obtenir l'oblitération des ar-
« tères par l'acupuncture); une aiguille à acupuncture ,
« longue d'un pouce et demi, fut enfoncée sur le trajet
« de l'artère, dans la cuisse d'un chien , sans dissection
« préalable; j'en plaçai deux autres du côté opposé, afin
« de voir la différence d'effet qui en résulterait. En exa-
« minant les parties le quatrième jour, je trouvai une
« première aiguille sur le tiers externe de l'artère , qui
« n'était d'ailleurs fermée qu'à moitié. Des deux dernières,
« l'une s'est trouvée tout-à-fait en dehors du vaisseau ,
« qui était oblitéré par un caillot solide , long d'environ
« un pouce , dans le milieu duquel la seconde se trou-
« vait encore fichée.

« J'ai renouvelé cet essai au mois de novembre sui-
« vant, puis au mois de février 1830; ils ont été répétés
« dans le courant du mois d'avril suivant , par M. *Nivert;*
« je les ai soumis à d'autres épreuves , tout récemment
« encore à l'hôpital de la Pitié, et le résultat général en
« a toujours été le même.

« Pour être plus sûr de ne pas tomber à côté de l'artère,
« j'ai toujours pris la précaution *de la découvrir;* dans ces
« dernières tentatives , tantôt je n'ai fait usage que d'une
« aiguille, d'autres fois j'en ai employé deux et même
« trois, selon que le vaisseau sur lequel j'agissais offrait
« plus ou moins de volume. Toutes les fois que le corps
« étranger a pu se maintenir en place au moins quatre
« jours, un caillot s'est formé dans le point piqué, et
« l'oblitération du canal vasculaire s'en est suivie.

« Il convient de prévenir au reste que jusqu'à présent
« mes expériences ont été faites sur des chiens d'assez
« petite taille, et que l'artère fémorale est la plus volu-
« mineuse que j'aie traversée. C'est assez dire qu'avant de

« vouloir en tirer des conséquences rigoureuses et d'en
« faire l'application à l'homme malade, il faudrait les re-
« nouveler et les varier sur de plus gros animaux, sur
« le cheval, par exemple.

« Une seule épingle ou une seule aiguille m'a paru
« suffire pour les artères qui ne dépassent pas le volume
« d'une plume à écrire; deux ou trois seraient néces-
« saires pour les vaisseaux d'un calibre moitié plus
« fort, et rien n'empêcherait d'en employer quatre et
« même cinq pour les très-grosses artères. Quand on en
« met plusieurs, il convient de les placer à quatre ou
« cinq lignes les unes des autres, en zigzag plutôt que
« sur une ligne droite.

« Quoique leur action mécanique soit probablement
« la plus importante, il est pourtant à présumer qu'elles
« déterminent souvent aussi un épanchement de lym-
« phe plastique, un travail morbide qui ne laisse pas
« que d'entraver fortement le passage du sang, et de
« concourir à faire naître dans le point qu'elles occupent,
« une concrétion assez solide pour rendre à jamais l'ar-
« tère imperméable. »

Si, aux faits que nous venons de citer, on ajoute l'his-
toire de deux chiens, qu'il rapporte dans son mémoire,
et chez lesquels l'artère crurale se trouva oblitérée par
le séjour d'une aiguille dans ce vaisseau, on aura la série des expériences sur lesquelles M. *Velpeau* s'est fondé
pour proposer l'acupuncture dans le cas d'anévrisme.
Mais ces expériences, tout le monde en conviendra,
laissent beaucoup à désirer. M. *Velpeau* ne nous dit pas,
en effet, en quel état étaient les parties qui environ-
naient l'artère opérée au moment où il a retiré les épingles. Il est ensuite un point fort important pour le
succès, et qui doit fixer l'attention de tous ceux qui
seraient tentés de pratiquer l'acupuncture telle que la
propose M. *Velpeau*, c'est que les tentatives de ce chi-

rurgien n'ont jamais été faites que sur des chiens peu vigoureux et sur des artères d'un calibre peu considérable. C'est pour remplir cette lacune, et en même temps pour m'éclairer, que j'ai répété avec M. *Amussat* les expériences de M. *Velpeau*, non-seulement sur des artères de tout calibre chez le chien, mais aussi sur des carotides de chevaux. Les mêmes animaux ont été soumis à des expériences sur les autres moyens d'oblitérer les artères. C'est cette série d'expériences comparatives que je vais rapporter ici avant d'examiner si la chirurgie trouverait quelqu'avantage à remplacer la ligature par l'acupuncture des artères telle que nous venons de la voir décrite, et si la torsion et le refoulement des membranes internes ne sont pas des moyens plus sûrs pour obtenir l'oblitération d'une artère dans sa continuité.

Expériences comparatives sur la torsion, sur le refoulement des membranes interne et moyenne, et sur l'acupuncture.

Ire EXPÉRIENCE. — Le 31 mars 1831, M. *Amussat* a mis à découvert, en ma présence, la crurale droite, qui fut saisie entre deux pinces et divisée; les deux bouts de cette artère furent tordus.

Sur la crurale gauche il pratiqua le refoulement; vingt-sept ruptures des membranes interne et moyenne furent pratiquées avec une pince à branches arrondies, sur la carotide gauche, dans l'espace de 10 lignes environ.

Sur la carotide droite le refoulement fut fait du côté du cœur.

L'animal fut sacrifié le 7 avril.

AUTOPSIE. — *Crurale droite*. Les deux bouts tordus sont fermés par un caillot dur, bien solide et adhérent aux parois de l'artère.

Crurale gauche. Elle est remplie au point opéré par un caillot long de plusieurs lignes, qui intercepte une

Injection que l'on fait dans le tube artériel ; celui-ci ayant été ouvert, on trouve que le caillot adhère aux parois du vaisseau ; il contient dans son centre les membranes refoulées.

Carotide gauche. On voit sur ce vaisseau les nombreuses ruptures qui y ont été opérées ; il n'existe pas vestige de caillot ; une injection traverse facilement la cavité artérielle.

Carotide droite. Elle contient un caillot qui bouche l'artère, mais qui n'est point assez solide ni assez adhérent pour intercepter une injection d'eau. Au centre de ce caillot on remarque les membranes qui, d'abord refoulées du côté du cœur, ont été chassées ensuite par les impulsions de cet organe.

IIe EXPÉRIENCE. — Le 7 avril, à dix heures du matin, M. *Amussat* mit à découvert les deux artères axillaires d'un gros chien caniche. A gauche nous traversâmes le vaisseau avec une aiguille à acupuncture que nous coupâmes de chaque côté à une ligne de l'artère, et que nous recourbâmes ensuite pour qu'elle restât en place ; à droite l'artère fut traversée d'une épingle fine, qui fut coupée et recourbée de la même manière.

La veille le refoulement avait été pratiqué sur les crurales et les carotides du même chien.

L'animal paraissait n'avoir rien perdu de ses forces, lorsqu'il fut sacrifié, le 13 au matin, six jours après l'opération.

AUTOPSIE. — *Axillaire gauche.* Vis-à-vis le point où le vaisseau a été traversé par l'aiguille, et dans l'étendue d'un pouce environ, il est entouré par une tumeur d'une substance lardacée qui semble être le produit de l'inflammation. Au centre de cette tumeur existe une supuration ichoreuse, au milieu de laquelle se trouve l'aiguille sortie de l'artère. Un léger épanchement sanguin se remarque dans la gaîne de cette dernière ; l'ouverture longitudinale du tube artériel démontre qu'il est presque complètement libre , seulement il existe un petit caillot peu adhérent aux parois du vaisseau , et qui, traversant le trou déterminé par l'aiguille , semble dépendre de l'épanchement qui se trouve dans la gaîne ; les parois de l'artère paraissent peu malades.

Axillaire droite. Elle est , comme l'autre, entourée d'un tissu lardacé ; l'épingle se trouve au centre , mais elle n'a pas abandonné l'artère ; seulement son trou d'entrée est plus grand que ne le comporte son volume. Sur un des côtés on remarque dans la gaîne un épanchement sanguin, et à l'ouverture du vaisseau on ne le trouve nullement oblitéré ; mais sur le côté de l'épingle on trouve un petit dépôt de fibrine , qui semble également dépendre de l'épanchement extérieur.

Les carotides , les crurales sont oblitérées par des caillots bien solides , dans l'étendue de plusieurs lignes, et ne peuvent être traversées par une injection.

IIIe EXPÉRIENCE. — Le 9 avril , sur un petit chien carlin , nous découvrîmes les deux carotides , dans chacune desquelles nous plaçâmes deux épingles fines.

Depuis le moment de l'opération , l'animal devint triste et mangea fort peu ; le 13, au moment où nous allions le sacrifier, nous nous aperçûmes qu'une hémorrhagie considérable avait lieu du côté gauche.

AUTOPSIE. — *Côté gauche.* La plaie est remplie de caillots d'un sang noir qui semble tout récent ; plus profondément, les tissus sont imprégnés de sang mêlé à un pus de mauvaise nature. Dans le point qui correspond aux épingles, la carotide présente un véritable anévrisme faux consécutif, du volume d'une grosse noix ; une des épingles s'était déplacée, et se trouvait au centre de l'anévrisme. A l'ouverture du tube artériel nous trouvâmes un petit caillot qui adhérait à deux piqûres d'épingle, particulièrement à celle qui s'était déplacée. Cette dernière piqûre s'était agrandie, et aurait été à peine remplie par trois épingles du volume de celles qui avaient été employées. Le petit caillot dont nous venons de parler n'enveloppait pas l'épingle qui restait, mais dépendait de celui que renfermait l'anévrisme, et dont il n'était qu'une dépendance. Les vaisseaux lymphatiques avaient acquis un développement considérable, ainsi qu'une des glandes cervicales supérieures.

Côté droit. Les deux épingles étaient en place; il existait aussi une petite tumeur anévrismale, mais beaucoup moins considérable que de l'autre côté. Tous les tissus environnans étaient le siége d'une suppuration ichoreuse; le tube artériel ne contenait point de caillot, sa membrane interne était légèrement enflammée, comme à gauche; les vaisseaux lymphatiques et une des glandes cervicales supérieures, étaient volumineux.

IVe EXPÉRIENCE. — Le 10 avril, sur un chien de taille moyenne, M. *Amussat* a cherché à traverser l'artère crurale droite, sans la découvrir, avec deux aiguilles à acupuncture, que nous coupâmes ensuite au niveau de la peau, pour que l'animal ne pût les arracher. Une ligature permanente fut appliquée sur la crurale gauche.

Les carotides préalablement mises à découvert furent traversées chacune de deux épingles.

L'animal était encore plein de force, quand il fut sacrifié le 14.

AUTOPSIE. — *Crurale droite.* Une seule aiguille a pénétré dans le vaisseau, l'autre est sur le côté externe. Le tissu cellulaire sous-cutané présente un léger épanchement en partie résorbé. L'artère isolée paraît saine à l'extérieure; il n'existe autour d'elle aucune trace de suppuration. Son canal, traversé par l'aiguille, n'offre pas vestige de caillot, et n'est point enflammé.

Crurale gauche. La ligature n'est point tombée, elle a déterminé de la suppuration ; l'artère paraît malade : il n'existe pas encore de caillot.

Carotides. Les plaies au fond desquelles sont ces artères sont le siége d'une suppuration ichoreuse. De chaque côté, et au point traversé par les épingles, se remarque une tumeur sanguine simulant un anévrisme faux consécutif, et au milieu duquel sont logées les épingles, qui se sont maintenues dans leur position. Ces tumeurs anévrismatiques étaient moins considérables que chez l'amimal qui fait le sujet de la deuxième expérience, quoique les vaisseaux opérés fussent plus volumineux. Des deux côtés le tube artériel ne contenait point de dépôt de fibrine.

Vᵉ EXPÉRIENCE. — Le 12 avril au matin, M. *Amussat* mit à découvert les deux carotides d'un vieux cheval. A droite, trois épingles furent placées dans l'artère, de manière à ne pas se trouver sur la même ligne. A gauche, il pratiqua le refoulement des membranes interne et moyenne du côté des radicules, dans l'étendue de six lignes environ.

Le 14, quarante-huit heures après l'opération, l'animal fut sacrifié.

AUTOPSIE. — *Côté droit*. Les épingles sont restées en place ; dans l'étendue de deux pouces environ, la carotide à l'extérieur présente un gonflement qui paraît être produit par un travail inflammatoire développé dans sa tunique celluleuse et la gaîne, entre lesquelles on voit un petit épanchement sanguin qui ne simule nullement un anévrisme. A l'intérieur, la membrane interne est un peu rouge ; trois des épingles sont entourées de petits dépôts fibrineux, qui semblent fortement adhérer aux piqûres.

4

Côté gauche. L'artère est saine, et déjà un caillot remplit toute sa cavité dans une étendue de quatre à cinq lignes. Ce caillot, encore mou, n'adhère pas solidement aux parois artérielles.

VI⁰ EXPÉRIENCE. — Le 16 avril, M. *Amussat* pratiqua le refoulement du côté des radicules sur la carotide droite d'un vieux cheval. Sur la carotide gauche il plaça quatre épingles, ayant soin qu'elles ne se trouvassent pas sur la même ligne.

Le 21 avril, 72 heures après l'opération, la carotide droite fut divisée à trois pouces environ au-dessus du point où elle avait été opérée; le bout supérieur de cette artère fut tordu; le bout inférieur ne laissa pas échapper une seule goutte de sang, ce qui prouve que le caillot déterminé par le refoulement résistait aux impulsions du cœur.

La carotide gauche ayant été également divisée à trois pouces au-dessus des épingles, et le bout supérieur tordu, un jet de sang considérable jaillit du côté du cœur, et l'animal ne tarda point à succomber à cette hémorrhagie.

AUTOPSIE. — *Carotide gauche.* Elle est adhérente aux parties voisines; elle est remplie d'un caillot de cinq à six pouces, qui, depuis la section du tronc artériel, a été poussé de 18 lignes environ au-dehors.

Carotide droite. Les épingles se sont bien maintenues en place; l'artère à l'extérieur est moins malade que dans les expériences précédentes; il n'existe pas d'épanchement sanguin dans le tissu de la gaîne. A l'intérieur il n'y a aucun dépôt de fibrine.

VII⁰ EXPÉRIENCE. — Le 17 avril, M. *Amussat* pratiqua le refoulement du côté des radicules sur la crurale droite d'un gros chien danois.

La crurale gauche fut divisée entre deux pinces, et

ses deux bouts furent tordus sans que la torsion fût limitée. Le bout supérieur ayant été tordu jusqu'à rupture de l'extrémité tordue (1), il survint immédiatement une hémorrhagie qui obligea de reprendre le bout supérieur, et de le tordre de nouveau.

Sur la carotide droite, le refoulement a été pratiqué du côté des radicules dans l'espace de quelques lignes.

La carotide gauche a été traversée par deux épingles placées à une ligne l'une de l'autre, et non sur un plan parallèle.

Une aiguille fine, armée d'un fil, a été plongée dans l'axillaire droite, et dirigée dans le sens du tube artériel; M. *Amussat* l'a fait ressortir à six ou huit lignes plus bas, comme pour établir un séton; le sang a suinté à travers les deux piqûres produites par l'aiguille. M. *Amussat* a ensuite retiré ce fil de manière qu'il restât flottant dans le canal de l'artère, et l'a coupé à deux lignes environ du vaisseau (2).

Une épingle a été piquée dans l'axillaire gauche, et dirigée dans le sens longitudinal du vaisseau, sans intéresser les parois en plusieurs points, de manière qu'elle fût flottante dans le cours du sang.

L'animal fut sacrifié le 25. Malgré les opérations nombreuses qu'il avait subies, il conservait une force très-considérable. Pour le tuer, on pratiqua au travers du cou une large incision transversale, qui divisa complètement les deux carotides au-dessus du point où elles

______

(1) Dans toutes les opérations qu'a pratiquées M. Amussat, il n'a pas osé enlever complètement le bout tordu, de crainte de compromettre le procédé. M. Frick, à Hambourg, a été plus hardi, et n'a cependant jamais eu d'accident. (Thèse de M. Schrader. *Rép. méd.*, janv. 1831.)

(2) Nous devons dire que ce n'est que d'après une idée de M. Magendie, qui engageait M. Amussat à passer un séton dans le sens longitudinal de l'artère, que ce dernier attendait l'expérience dont nous venons de parler.

avaient été opérées. Un jet très-considérable jaillit de la carotide gauche, tandis que la carotide droite ne laissa pas écouler une seule goutte de sang de son extrémité inférieure. L'animal mourut en quelques minutes, d'hémorrhagie.

Autopsie. — *Carotide droite.* Elle est adhérente aux parties voisines ; elle paraît saine à l'extérieur ; il n'existe pas de suppuration. Elle est remplie d'un caillot solide, long de plusieurs lignes. Examiné à l'intérieur, ce caillot adhère fortement aux parois du vaisseau, et contient dans son centre les débris des membranes refoulées.

Carotide gauche. Une tumeur sanguine, du volume d'une noix, correspond au point où se trouvent les épingles. Les parties environnantes sont enflammées. Il y a un peu de suppuration. Examinée à l'intérieur, l'artère présente les deux épingles, autour desquelles on ne remarque pas de dépôt de fibrine. La membrane interne est enflammée, et présente des espèces d'élevures près du point piqué.

Crurale droite. Les deux bouts tordus sont fortement adhérens aux parties voisines ; point de suppuration. Ils sont fermés par un caillot bien solide.

Crurale gauche. Elle est dans le même état que la carotide droite.

Axillaire droite. A l'extérieur elle est adhérente aux parties voisines ; on ne remarque pas d'épanchement comme on aurait pu le craindre. Elle est remplie, dans une étendue de neuf lignes, d'un caillot bien solide adhérent aux parois artérielles, et qui en bouche complètement le calibre. Au centre de ce caillot se trouve le fil qu'on avait laissé dans l'artère.

Axillaire gauche. Elle n'offre rien de remarquable ; l'épingle en était sortie.

Si nous analysons maintenant ces expériences, nous verrons, 1° que la rupture des membranes interne et moyenne, par une ligature ou par un accident, ne suffit pas toujours pour déterminer l'oblitération d'une artère d'un certain volume, puisque plusieurs ruptures pratiquées avec la pince à branches arrondies, et qui agit pour la division des membranes interne et moyenne comme la ligature temporaire, n'ont pu conduire à ce résultat; 2° que la torsion, comme cela était déjà prouvé, arrête toujours le sang des artères les plus volumineuses, quand elles sont divisées; 3° que le refoulement des membranes interne et moyenne du côté des radicules détermine constamment, et en peu de temps, un caillot qui interrompt le cours du sang dans la continuité d'une artère, quel que soit le volume de ce vaisseau, sans qu'il en résulte jamais aucun accident; 4° que l'acupuncture, telle que la propose M. *Velpeau*, peut produire des accidens graves, sans déterminer des dépôts de fibrine, pourvu que l'artère ait un certain calibre; 5° qu'un fil flottant dans le tube artériel peut en déterminer l'oblitération par la formation d'un caillot. Des faits que nous venons de rapporter, il nous semble que l'on peut conclure, que la torsion, et surtout le refoulement, pourraient, dans beaucoup de cas, l'emporter sur la ligature et l'acupuncture des artères, pour la guérison des anévrismes; ils ont en effet le grand avantage de permettre d'obtenir la réunion immédiate, puisque l'artère opérée adhère promptement sans suppuration, mais seulement par l'épanchement d'une lymphe plastique aux parties qui l'avoisinent; mais il est une autre circonstance qui donne au refoulement une grande supériorité, même sur la torsion, c'est que le vaisseau n'étant point divisé dans sa continuité, on n'a jamais à craindre les hémorrhagies; et la circulation n'étant point subitement interrompue, le membre ne peut tomber en gangrène.

Nous citerons une observation curieuse de refoulement récemment pratiqué chez l'homme.

Un jeune homme de 25 ans, d'une bonne constitution, à la suite d'une piqûre de l'artère brachiale du côté gauche, vit se développer une tumeur, qui prit de jour en jour plus d'accroissement. M. *Amussat*, appelé pour lui donner des soins, crut reconnaître un anévrisme faux circonscrit du volume d'un abricot, qui occupait le pli du bras; les symptômes existans ne laissant aucun doute sur la nature de la tumeur, l'opération fut résolue.

Le 2 mai, à 5 heures du soir, une incision de deux pouces environ fut pratiquée à deux pouces au-dessus de la tumeur. L'artère mise à découvert et soulevée par une sonde cannelée, fut isolée dans l'étendue de quelques lignes; elle fut ensuite saisie entre les branches arrondies de deux pinces avec lesquelles le refoulement fut pratiqué du côté des radicules.

La plaie fut réunie par première intention, et le bras placé dans la demi-flexion; le malade mis à la diète.

Le 4, la tumeur est considérablement diminuée; il faut la chercher avec le doigt; on y sent encore des battemens, mais beaucoup moins forts. La radiale bat trois fois moins fort que celle du côté opposé.

Le 5, les battemens artériels sont encore beaucoup moins sensibles dans le bras gauche.

Le 6, à la levée de l'appareil; on trouve une réunion immédiate de la plaie; la tumeur a tout au plus le volume d'une petite aveline; les battemens y sont à peine sensibles. Le membre n'a pas perdu un seul instant sa chaleur naturelle. Le malade est gai, et n'a éprouvé aucune espèce d'accident.

Pour l'espèce de séton que M. *Amussat* a passé dans l'artère, dans son sens longitudinal, s'il peut, dans tous les cas, déterminer l'oblitération du vaisseau, ce pourrait être un excellent moyen , parce qu'en laissant sortir le fil hors de la plaie, on pourrait le retirer facilement au bout de huit jours , sans aucune espèce de danger , l'artère se trouvant alors bouchée par un caillot. Mais des expériences assez nombreuses n'ont point encore été faites , aussi nous abstiendrons-nous de juger ce moyen.

Pour l'acupuncture d'une artère, telle que la conseille M. *Velpeau* , en supposant qu'elle ne donne lieu à aucun des accidens que nous venons de signaler , en supposant même que les épingles déterminassent constamment un dépôt de fibrine , qui finit par oblitérer l'artère , comme l'a observé M. *Velpeau,* oblitération que nous croyons devoir plutôt attribuer à l'inflammation produite dans les tuniques par les épingles , il resterait à examiner si ce moyen d'oblitérer un vaisseau artériel serait plus simple que la ligature.

Si l'on pouvait dans tous les cas traverser une artère sans la découvrir, peut-être l'acupuncture serait-elle un bon moyen; car les plaies assez grandes qu'on est obligé de faire aux parties molles avant de lier le vaisseau malade , deviennent souvent le siége d'accidens inflammatoires , qui ne contribuent pas peu à faire échouer quelquefois les opérations les mieux exécutées. Mais il est extrêmement difficile de traverser d'une manière sûre même la crurale d'un chien , qui , chez cet animal , est cependant assez superficielle. Ce vaisseau, qui est roulant, fuit sous l'aiguille , et s'expose alors à piquer le nerf. Que sera-ce quand on voudra opérer sur des artères profondes ? Aussi M. *Velpeau* a-t-il senti cette difficulté, et, dans la plupart de ses expériences , il a eu soin de découvrir l'artère sur une de ses faces seulement, de manière à ne pas trop l'isoler des parties voisines. Ce conseil est sage sans doute ; mais, quand on se contente d'isoler l'artère, comme l'indique l'auteur du procédé dont nous nous occupons , il est difficile de placer les épingles, et nous devons dire, que presque dans toutes les expériences que nous avons citées, les artères ont été découvertes et isolées, comme pour la ligature.

Si donc, pour pratiquer l'acupuncture avec sûreté, il est indispensable de découvrir l'artère par la dissection des parties qui la recouvrent; si la présence des épingles pendant quatre jours dans le vaisseau est nécessaire pour obtenir ce dépôt de fibrine, que nous n'avons que rarement rencontré, quel est le chirurgien qui voudra exposer les malades à une opération longue, qui présente des chances encore plus défavorables que la ligature, et qui est d'une exécution bien plus difficile? En effet, si, après la ligature, on a à redouter la suppuration et l'ulcération de l'artère, et par suite, des hémorrhagies consécutives; après l'acupuncture n'a-t-on pas à craindre que la présence de plusieurs corps solides dans la plaie ne déterminent une inflammation encore plus considérable qu'une simple ligature, qui jamais, comme les aiguilles, ne produit ces épanchemens sanguins, ces anévrismes faux consécutifs que nous avons signalés, et qui est encore journellement appliquée avec avantage dans un grand nombre de cas? Nous ne pousserons pas plus loin ce parallèle. M. *Velpeau* a jugé lui-même le moyen qu'il propose, par une des dernières phrases de son mémoire :

« Bien, que tout ceci puisse, en dernière analyse,
« *n'être qu'une hypothèse, et que je sois loin de m'en exa-*
« *gérer moi-même l'importance actuelle,* je dois cependant
« faire observer qu'une telle hypothèse n'est pas aussi
« déraisonnable qu'on pourrait se l'imaginer d'abord,
« et que l'analogie permettrait d'appeler à son secours
« certains faits, dont la véritable valeur n'est peut-être
« restée dans l'oubli que parce qu'on les a mal inter-
« prétés. »

Il cite ici les expériences de M. *Jamesson* de Baltimore. On sait que ce chirurgien, sur des moutons et sur des chiens, a obtenu l'oblitération des carotides au

moyen de sétons de peau de daim passés dans ces artères. Cette allusion n'est point heureuse; car le séton,
de matière animale, passé dans l'artère, pouvant être
absorbé, comme l'ont prouvé les expériences de M. *Jamesson*, ne peut être comparé aux aiguilles ou aux épingles. Avec le séton de peau de daim, on peut toujours
réunir la plaie par première intention, ce qui ne peut se
faire avec les épingles; et la peau de daim étant suscep-
tible de se gonfler, on n'a point à craindre ces anévrismes
faux consécutifs, comme après l'acupuncture, parce que
le séton remplit toujours exactement les ouvertures produites par l'aiguille qui le portait.

D'ailleurs, depuis la publication de son mémoire, M.
Velpeau aurait eu à son hôpital une belle occasion d'appliquer l'acupuncture; mais il y a sagement renoncé. Il a
pratiqué la ligature de la crurale pour un anévrisme de
la poplitée. Le malade a succombé à des hémorrhagies
secondaires (1).

Nous regrettons beaucoup que nos expériences n'aient
point eu le même résultat que celles de M. *Velpeau*;
mais l'acupuncture des artères nous a paru une innova-
tion assez curieuse, pour que nous ayons cherché à nous
éclairer sur ce point. Nous engageons, du reste, les
chirurgiens à répéter les expériences que nous avons faites sur les trois procédés dont nous venons de parler,
et dont les résultats ont été constatés par MM. *Magendie*, *Rostan*, et un grand nombre d'autres médecins et
d'élèves (2). S'ils obtiennent des résultats différens des
nôtres, nous serons heureux de les connaître.

Je ne terminerai point cet article sans dire un mot
d'un procédé fort simple, imaginé par M. *Davat*, élève
des hôpitaux, dans le but d'oblitérer les veines et les

____

(1) Voir la *Lancette*, tome 4, nᵒˢ 64 et 77.
(2) M. le docteur Garsowel a dessiné une grande partie des pièces
pathologiques.

artères dans leur continuité. Pour laisser le lecteur
mieux à même de juger ce procédé, je citerai textuelle-
ment les faits qu'a bien voulu me communiquer l'auteur,
qui, plus tard, se propose de publier lui-même un travail
sur ce sujet.

Ire EXPÉRIENCE. — Au mois de juillet 1830, j'appliquai
une ligature au-dessus de la clavicule droite d'un chien,
pour faire gonfler la veine jugulaire. Lorsque le vaisseau
fut devenu saillant, je le saisis entre le pouce et l'indi-
cateur de la main gauche, je le soulevai légèrement, et je
passai au-dessous une aiguille, de manière à le comprimer
entre cette même aiguille et la peau qui le recouvrait. Je
pris ensuite une seconde aiguille avec laquelle je perforai
la veine à quelques lignes de la première, puis, dirigeant
cet instrument dans le sens longitudinal du vaisseau, et
au-dessous de la première aiguille, je traversai de nouveau les parois veineuses, et fis ressortir mon aiguille à
travers la peau, de manière que ses deux extrémités se
trouvaient libres, et que son corps tenait en contact les
parois du vaisseau. Cinq jours après, j'enlevai les aiguilles; il existait alors une tumeur dure et résistante au
point correspondant aux piqûres. Cette tumeur dispa-
rut promptement, et, vingt jours après, l'examen ana-
tomique me montra que la veine était convertie en un
cordon ligamenteux. Sept chiens ont été opérés par ce
procédé. Sur tous, j'ai obtenu le même résultat; ils
n'ont jamais témoigné la moindre douleur.

IIe EXPÉRIENCE. — En octobre 1830, je rendis saillante
la jugulaire d'un chien, au moyen d'une ligature; je passai ensuite au-dessous de cette veine une aiguille, comme
dans les expériences précédentes. Après m'être bien as-
suré que le vaisseau reposait sur l'aiguille, j'ai fait sur les
deux extrémités de celle-ci un 8 de chiffre avec un fil. Six
jours après, l'aiguille fut enlevée, et la veine, examinée

quelques jours plus tard, se trouva oblitérée. La pression exercée sur la veine au moyen du fil, influe beaucoup sur l'oblitération. Si l'on serre fortement la veine contre l'épingle, elle s'oblitère plus tôt; mais si on augmente graduellement, cette oblitération est plus lente et plus graduelle. Six chiens opérés de cette manière, n'ont présenté aucun phénomène morbide.

J'ai appliqué cinq fois ce dernier procédé à l'artère crurale de différens chiens; toujours l'oblitération a eu lieu, et sans accidens inflammatoires.

Des deux procédés proposés par M. *Davat*, il nous semble que le dernier, qui n'est qu'un nouveau moyen très-simple de compression, doit être préféré au premier, qui intéresse les parois du vaisseau. Mais si ce procédé réussit constamment pour l'oblitération des veines superficielles, comme nous avons pu nous en convaincre par les pièces que M. *Davat* nous a montrées, nous croyons qu'il offre de grandes difficultés pour les artères toujours entourées de nerfs qu'il serait difficile de ne pas piquer; et, dans le plus grand nombre de cas, la position profonde de ces vaisseaux le rendrait impraticable. C'est donc pour les cas de varices que ce procédé doit être réservé. Aussitôt qu'il aura été appliqué sur l'homme, nous en ferons connaître les résultats.

Ici se termine la tâche que nous avions entreprise; puissions-nous avoir été assez heureux pour exposer fidèlement les avantages et les inconvéniens des nouveaux procédés proposés pour l'oblitération des artères, dans le cas d'anévrisme.

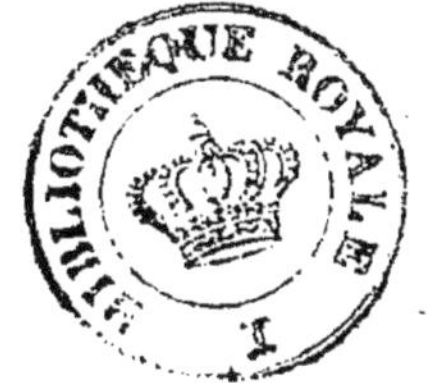

Le d^r PETIT (de l'Ile-de-Ré).

FIN.

Epernay, Imprimerie de WARIX-THIÉBAT ET FILS.

www.ingramcontent.com/pod-product-compliance
Ingram Content Group UK Ltd.
Pitfield, Milton Keynes, MK11 3LW, UK
UKHW021151140726
13695UKWH00005B/2064